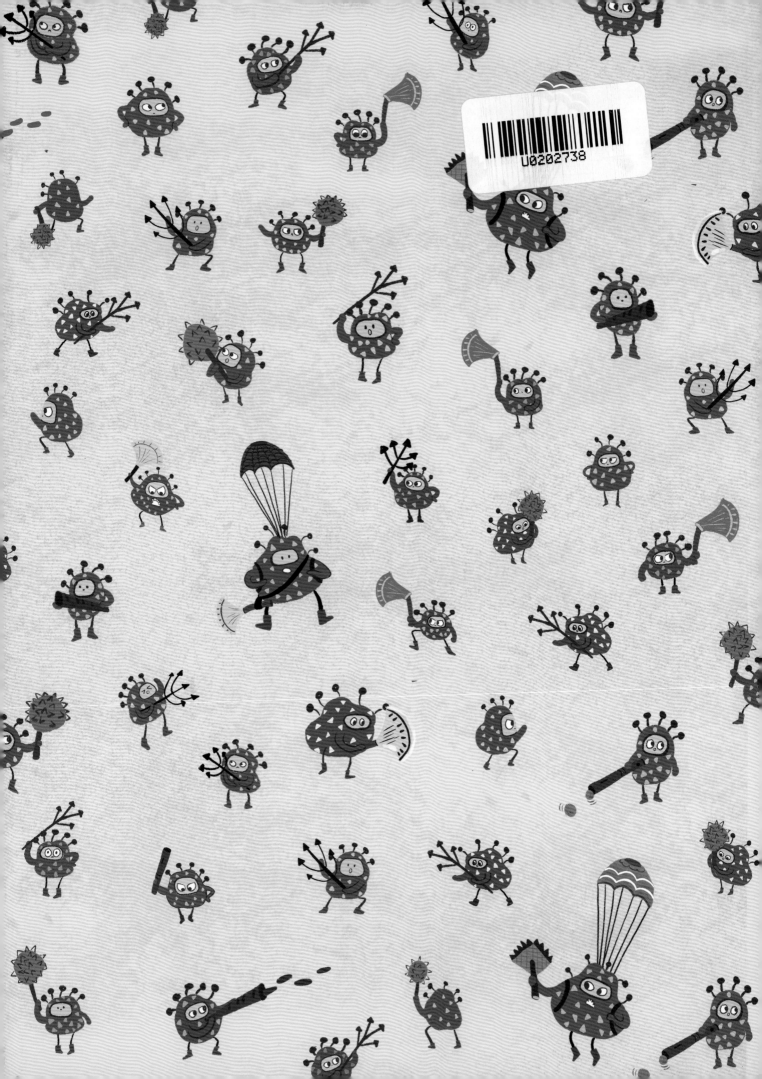

图书在版编目（CIP）数据

人体攻防战：为什么我们要打疫苗？ / 竺映波文；
翟苑祯图. 一上海：少年儿童出版社，2023.1
（十万个为什么. 科学绘本馆. 第一辑）
ISBN 978-7-5589-1555-0

Ⅰ. ①人… Ⅱ. ①竺… ②翟… Ⅲ. ①疫苗—儿童读
物 Ⅳ. ① R979.9-49

中国版本图书馆 CIP 数据核字（2022）第 231915 号

十万个为什么·科学绘本馆（第一辑）

人体攻防战——为什么我们要打疫苗？

竺映波 文
翟苑祯 图

陈艳萍 整体设计
施喆菁 装帧

出 版 人 冯 杰
策划编辑 王 慧
责任编辑 季文惠 江泽珍 美术编辑 施喆菁
责任校对 沈丽蓉 技术编辑 谢立凡

出版发行 上海少年儿童出版社有限公司
地址 上海市闵行区号景路 159 弄 B 座 5-6 层 邮编 201101
印刷 上海雅昌艺术印刷有限公司
开本 889×1194 1/16 印张 2.25
2023 年 1 月第 1 版 2023 年 1 月第 1 次印刷
ISBN 978-7-5589-1555-0 / N · 1250
定价 38.00 元

十万个为什么
科学绘本馆
（第一辑）

人体攻防战

为什么我们要打疫苗？

竺映波 文　翟苑祯 图

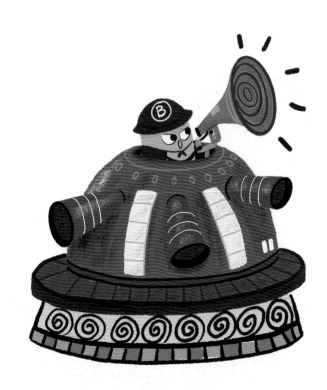

少年儿童出版社

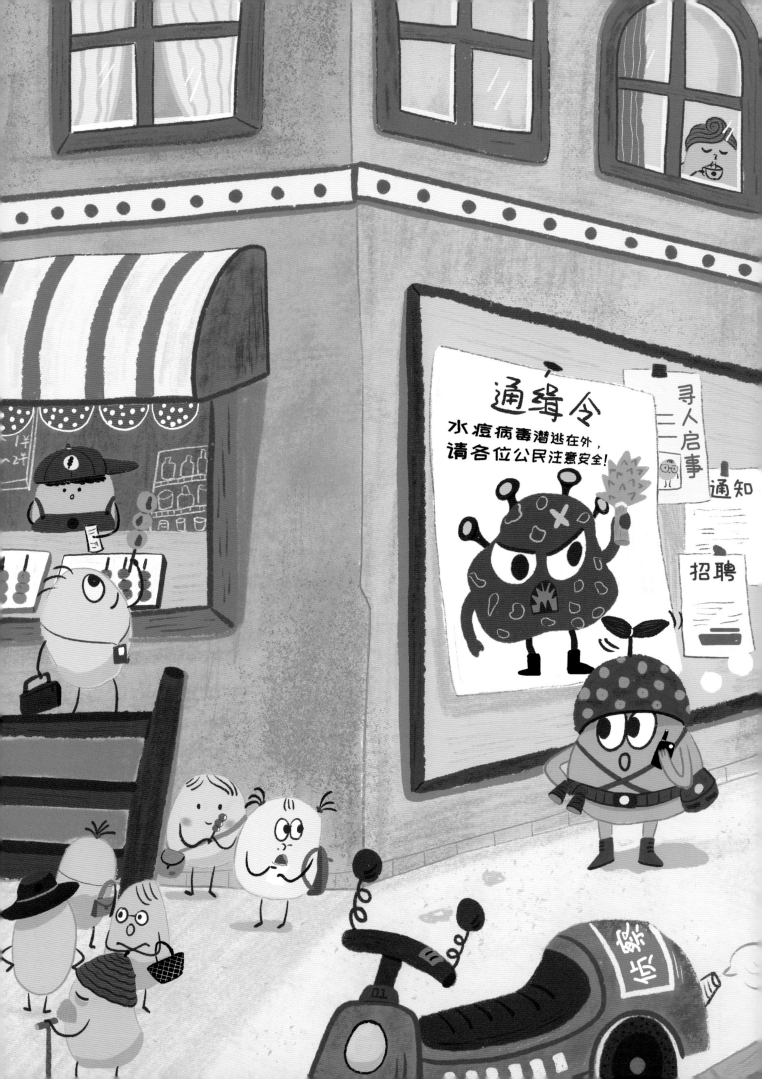

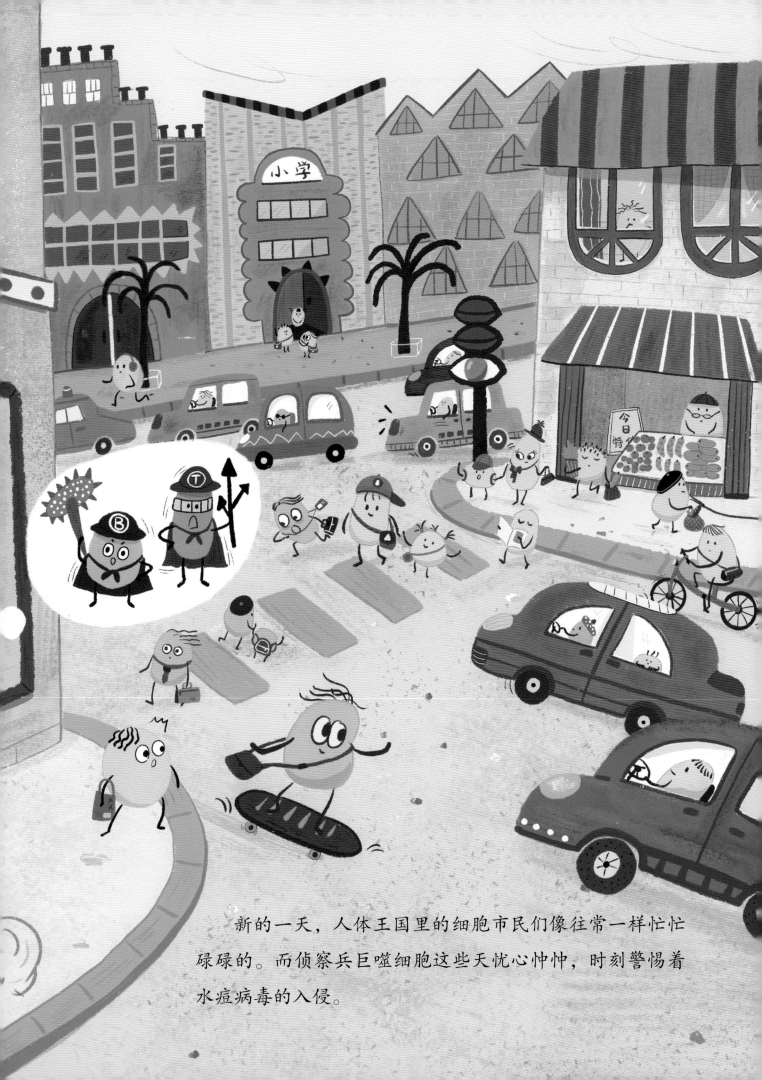

　　新的一天，人体王国里的细胞市民们像往常一样忙忙碌碌的。而侦察兵巨噬细胞这些天忧心忡忡，时刻警惕着水痘病毒的入侵。

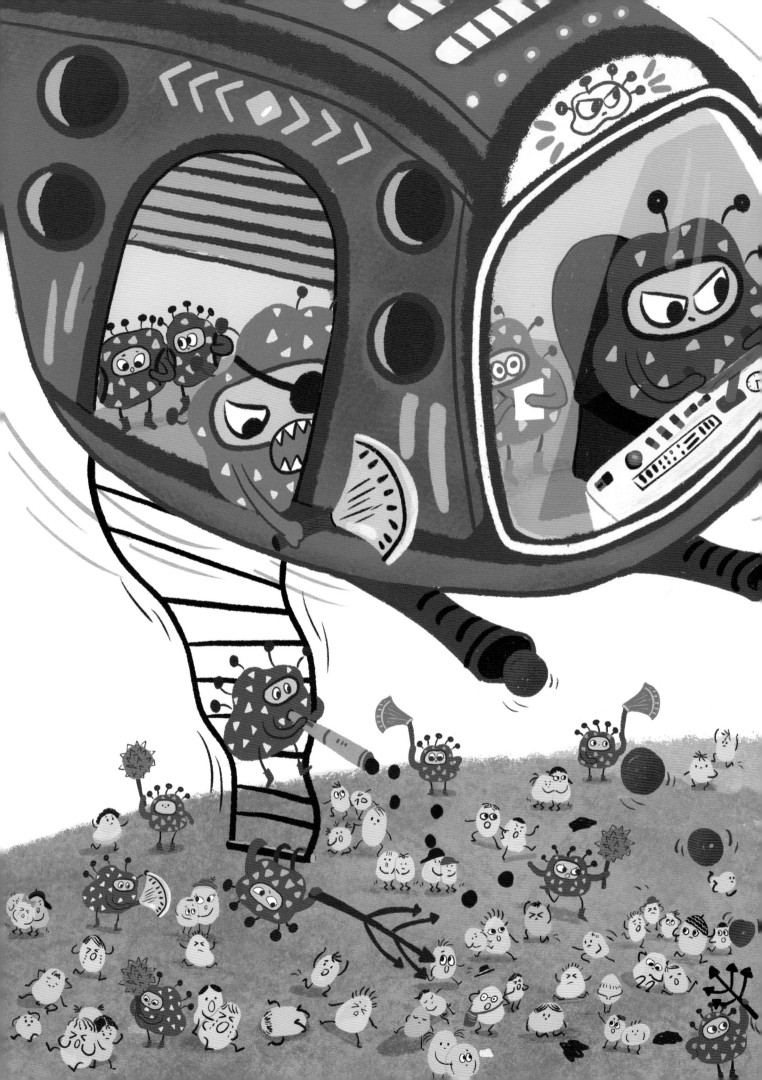

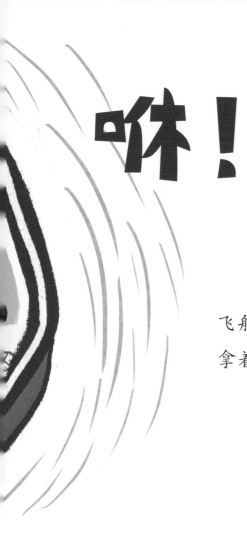

咻！

突然，一艘飞船从空中俯冲。飞船着陆后，一个个"水痘病毒"拿着武器跳了下来。

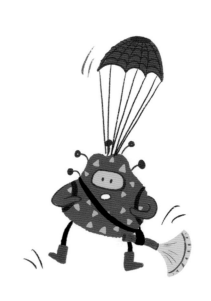

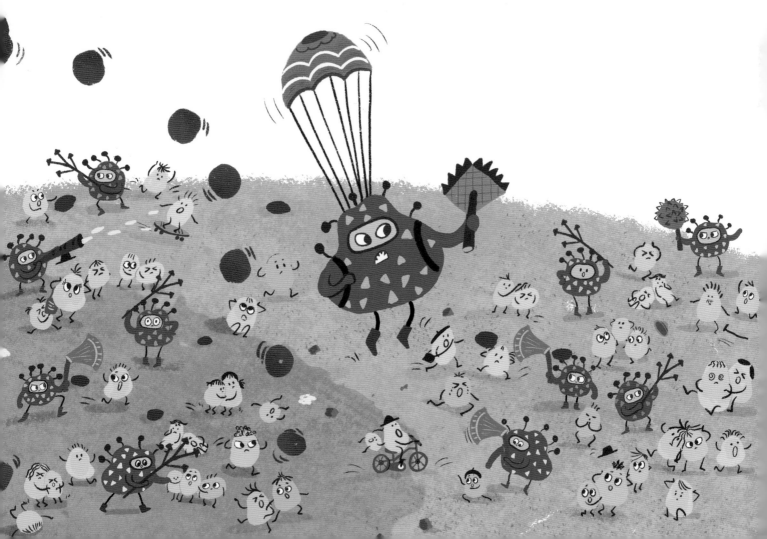

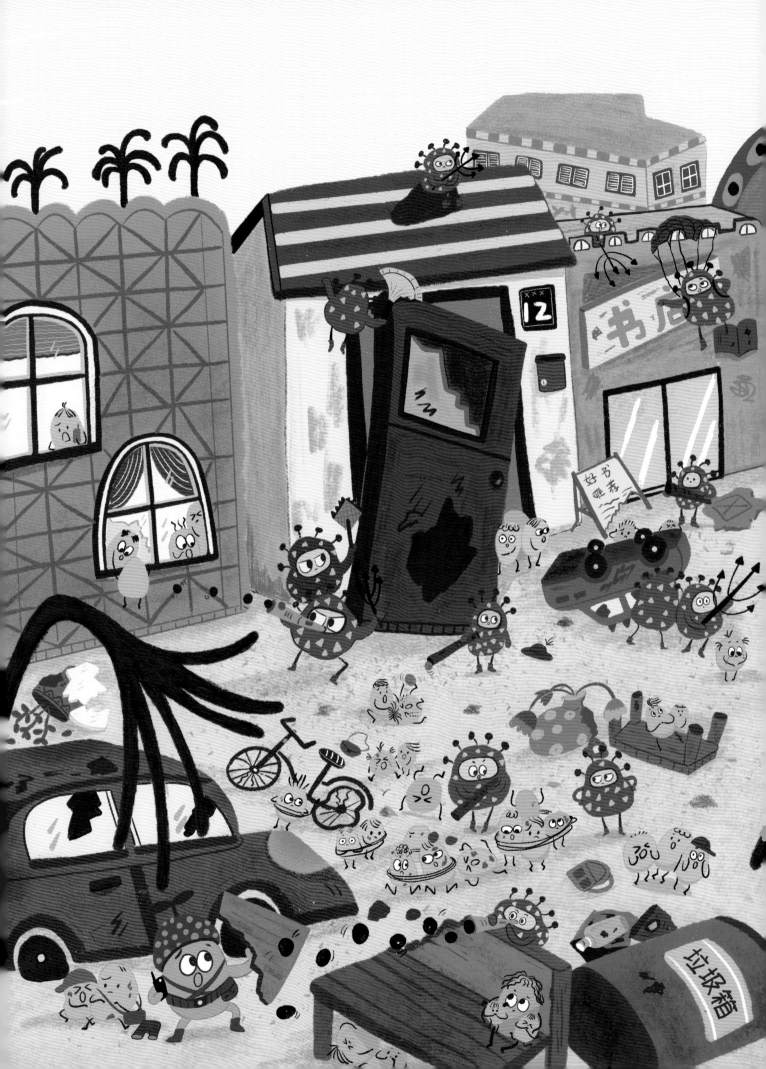

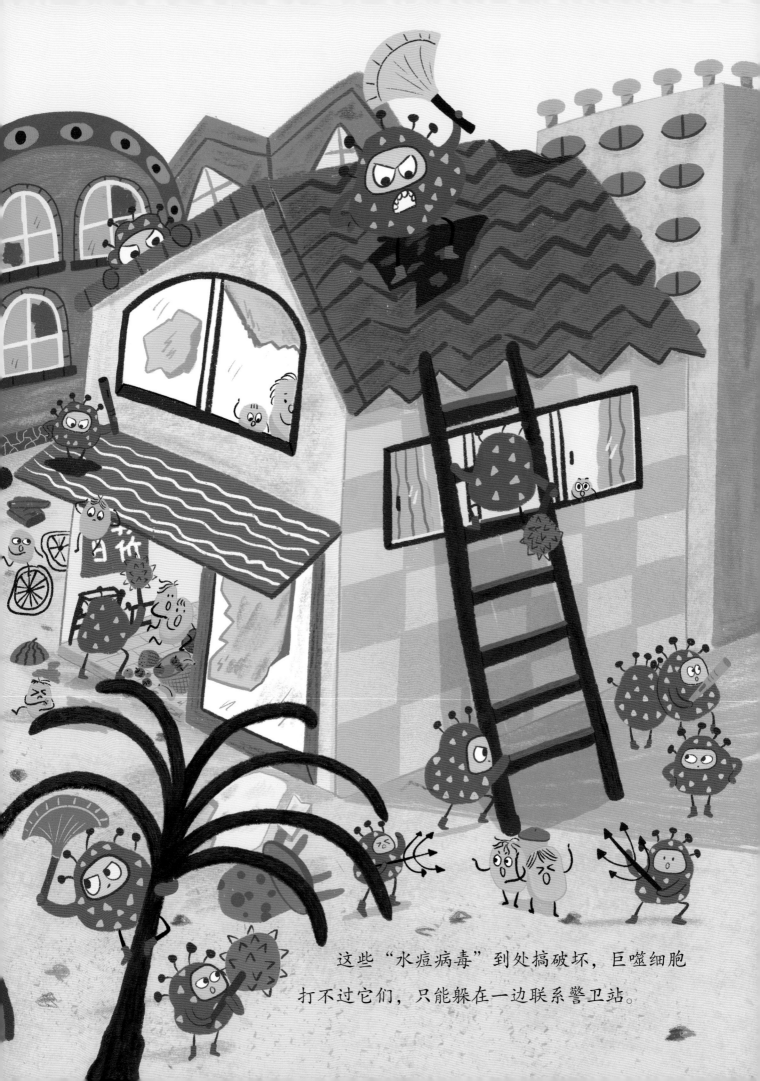

这些"水痘病毒"到处搞破坏，巨噬细胞
打不过它们，只能躲在一边联系警卫站。

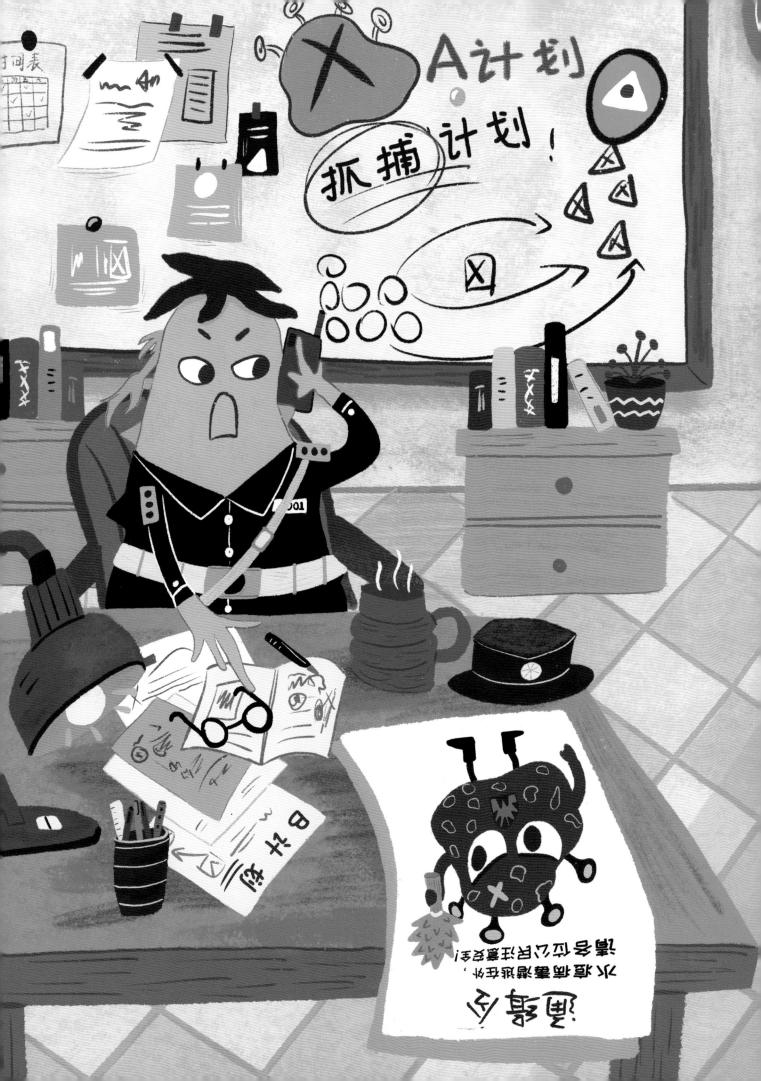

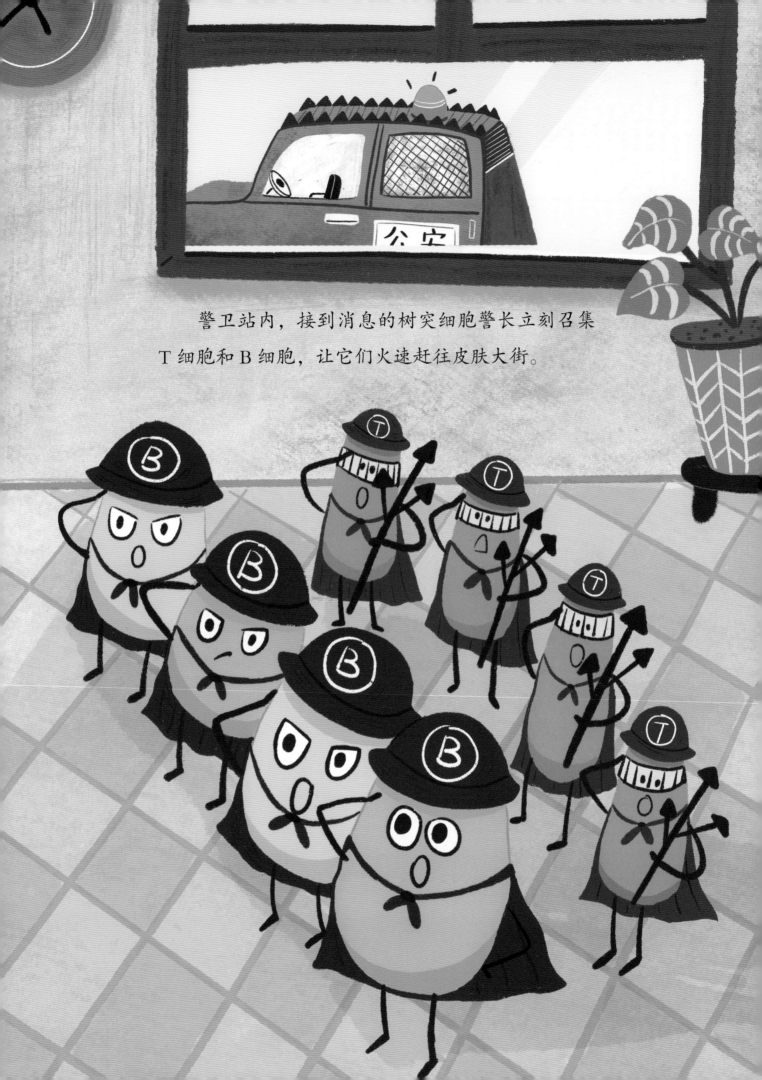

警卫站内，接到消息的树突细胞警长立刻召集
T 细胞和 B 细胞，让它们火速赶往皮肤大街。

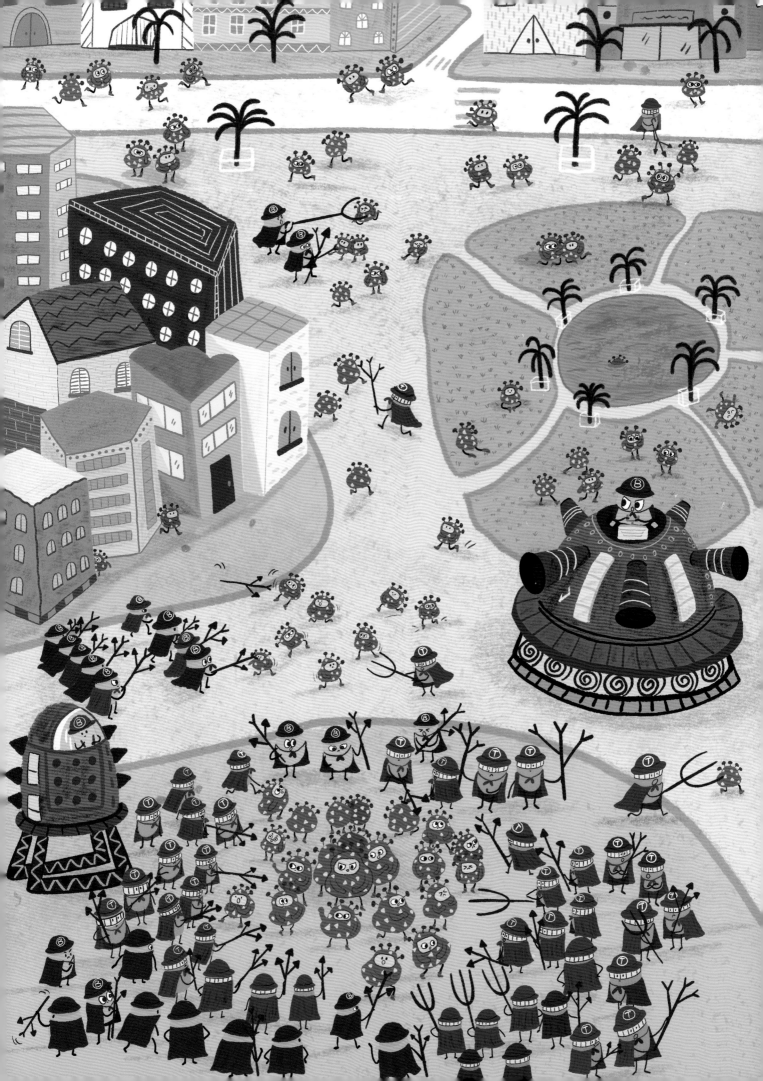

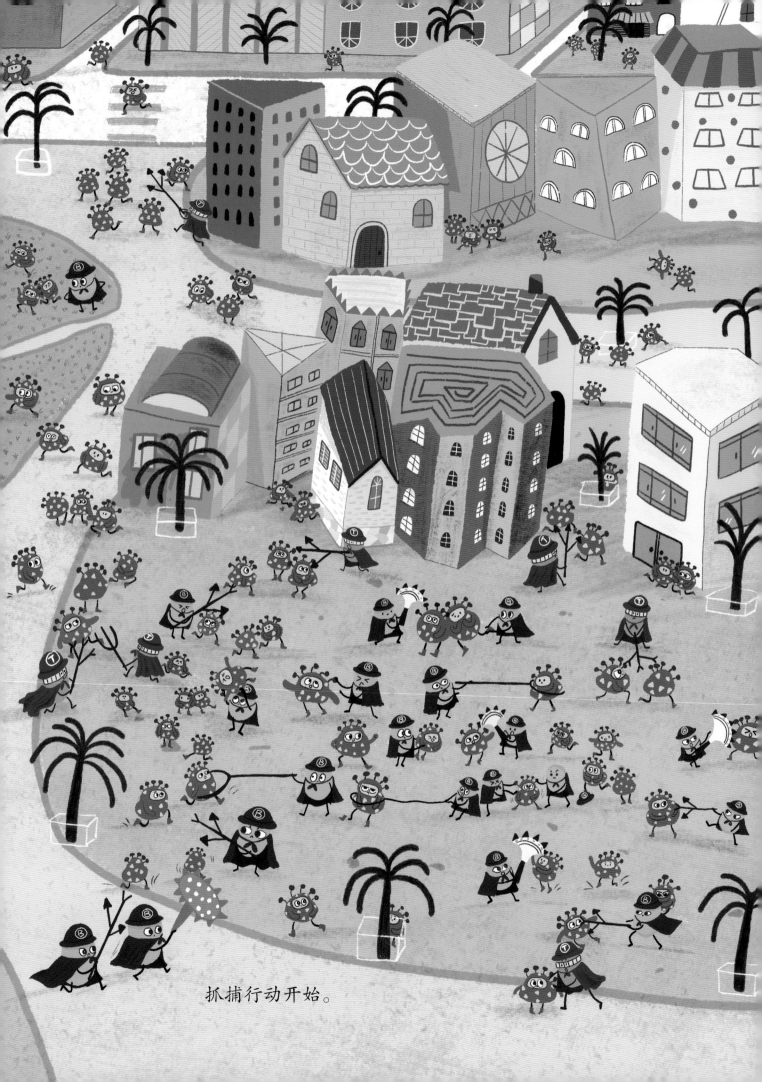

抓捕行动开始。

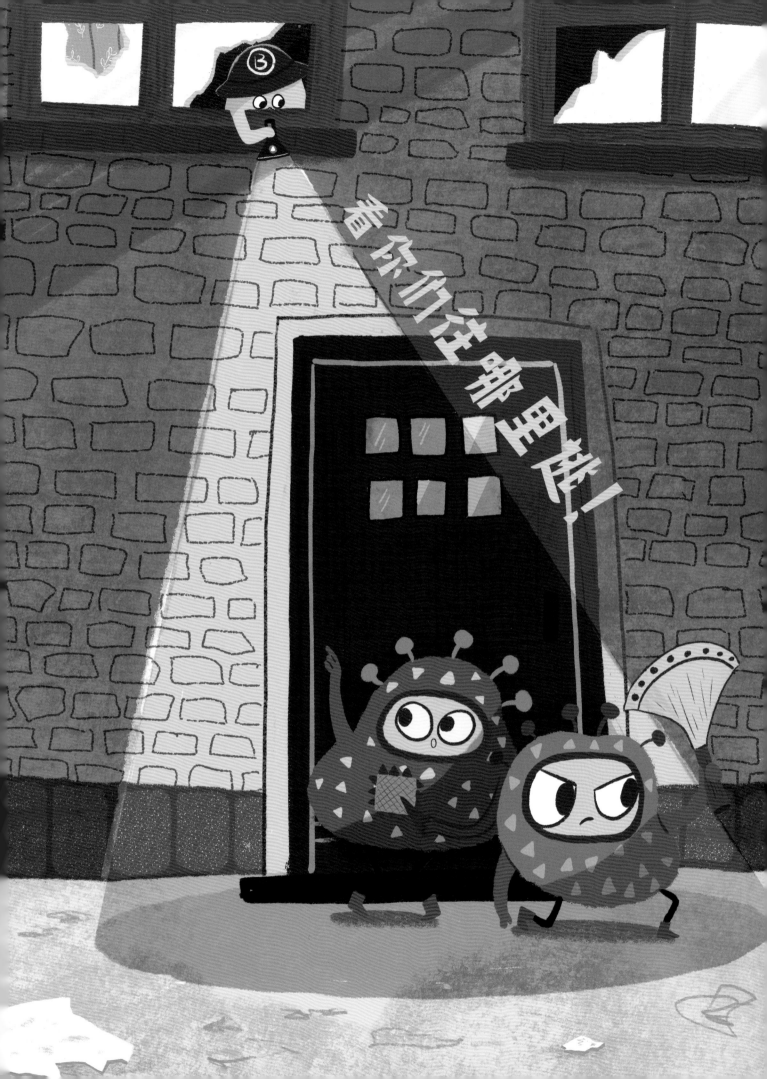

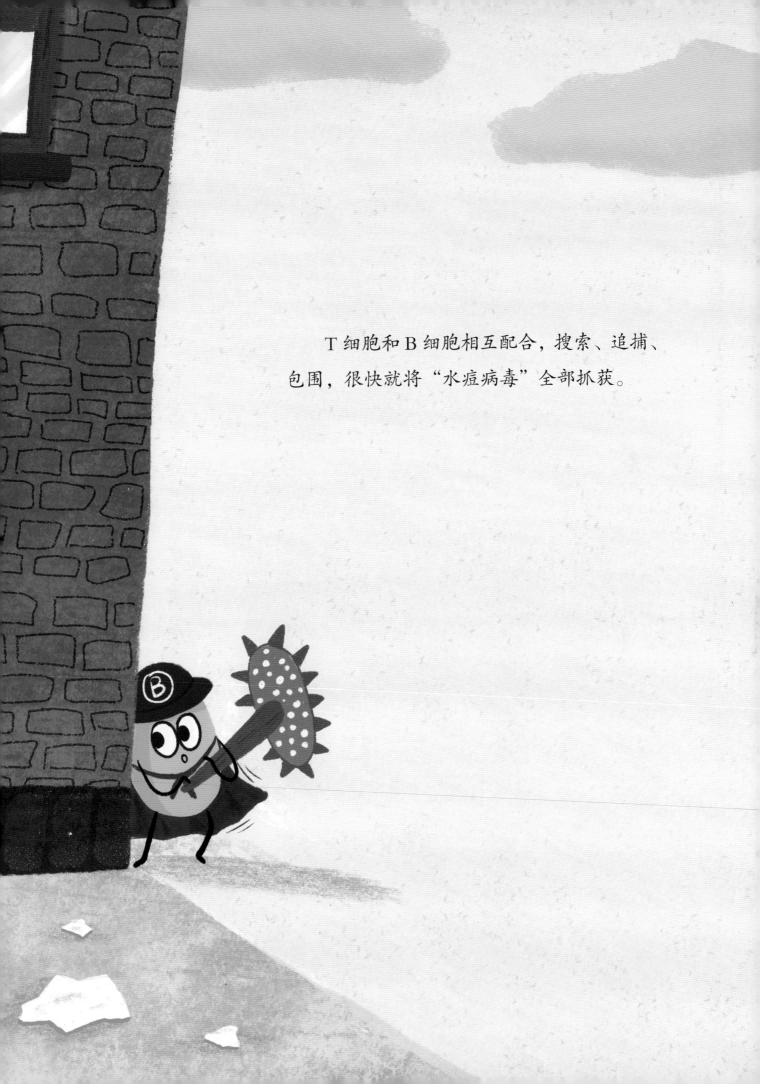

T细胞和B细胞相互配合，搜索、追捕、包围，很快就将"水痘病毒"全部抓获。

"水痘病毒"们一个个被押上警车，可其中一个B细胞有点疑惑："奇怪，它们怎么和通缉令上长得不太一样呢？"

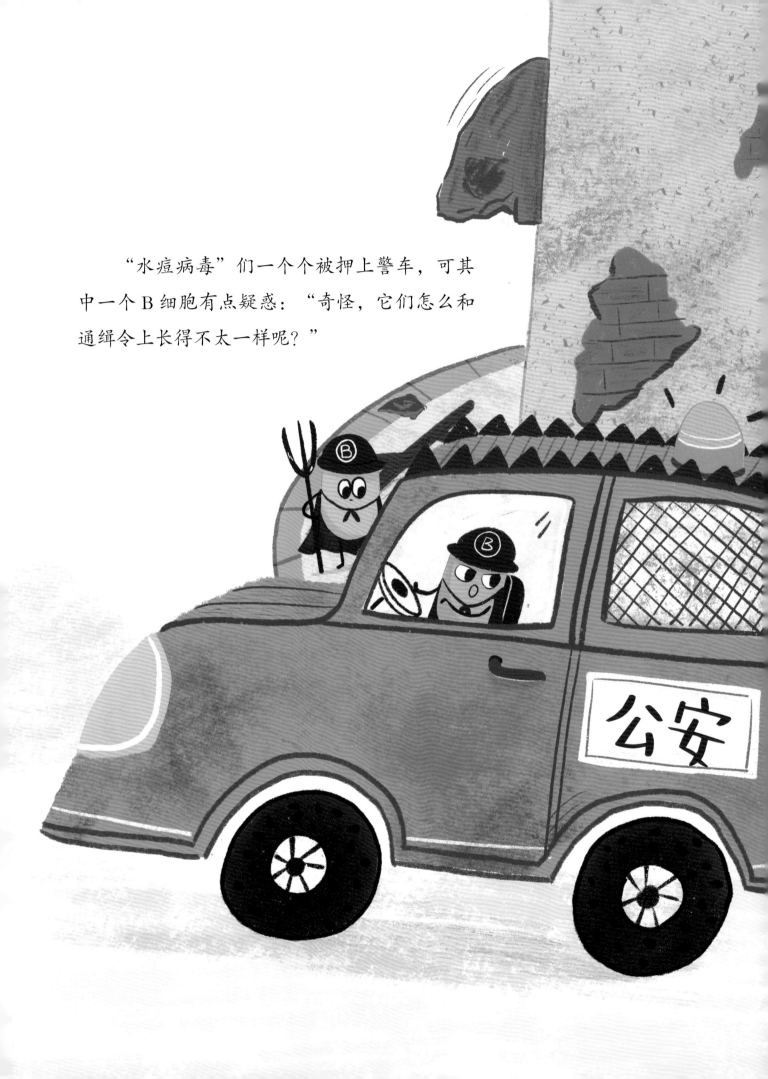

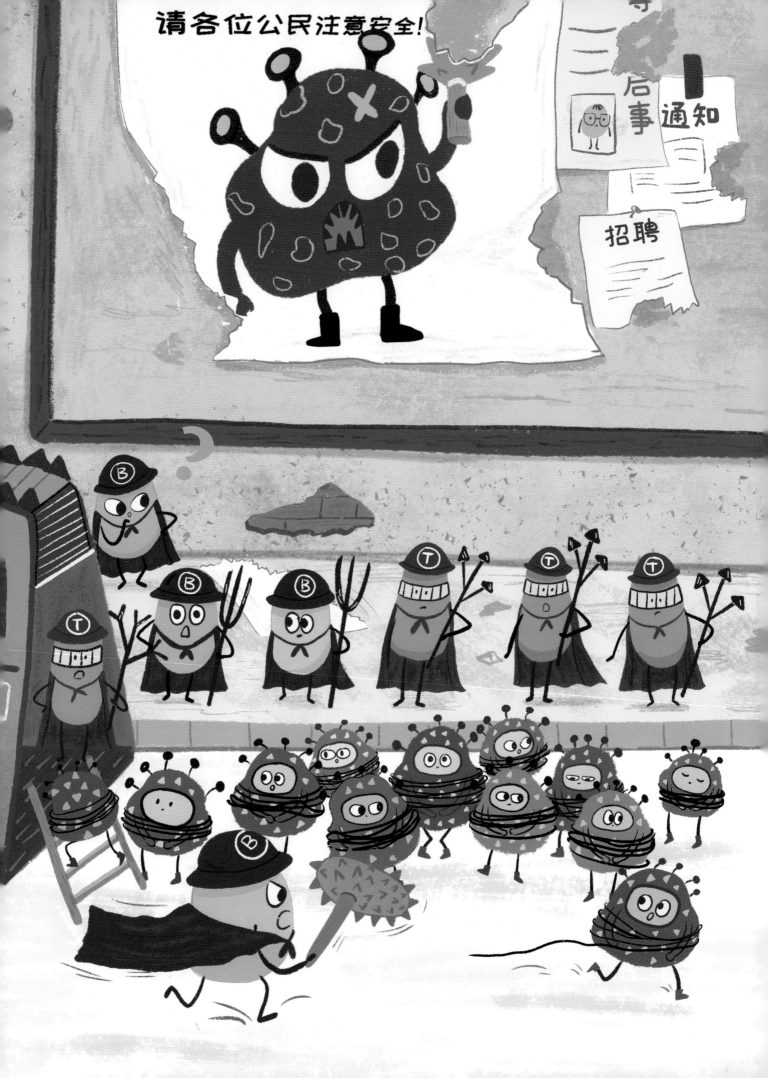

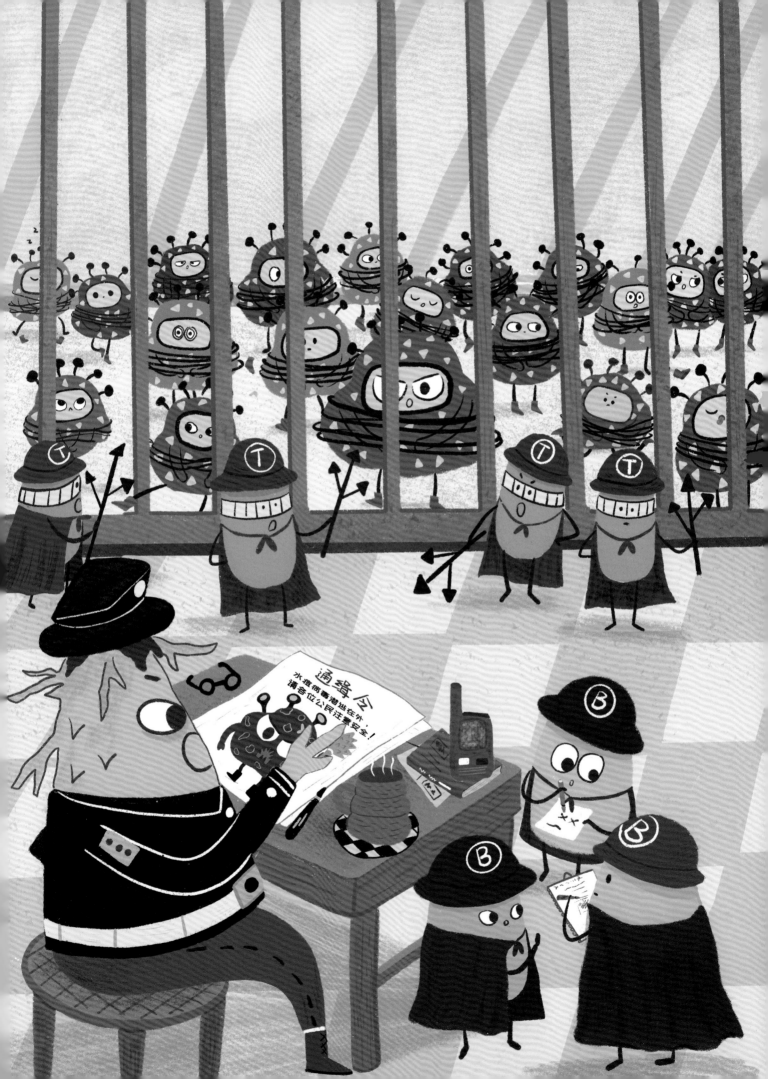

审讯室里，树突细胞警长严肃地看着这些"水痘病毒"，问："说！你们来人体王国有什么目的？"

"警长，误会啦！"其中一个"水痘病毒"回答道。说完，这些"病毒"一个个脱下了自己的外套，原来它们是预防医学总局派来的水痘疫苗，它们的任务就是模仿水痘病毒，以此来锻炼人体免疫系统警局，提升它们的出警速度，加强对抗能力。

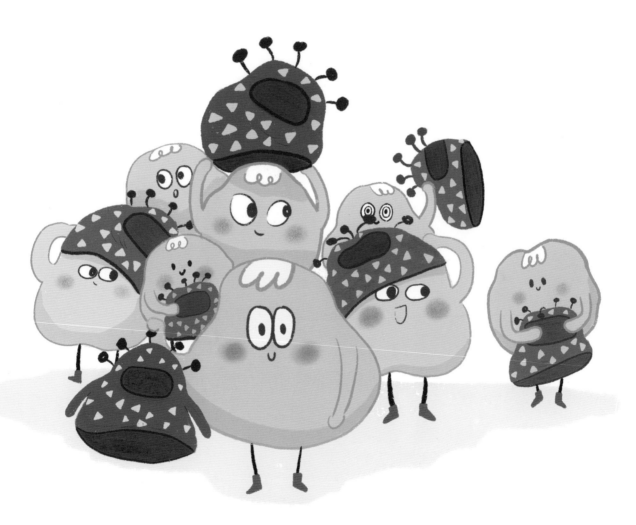

树突细胞警长觉得这是一个非常好的想法，因此它下令从今天开始，警员们每天要接受一场应对水痘病毒的反应训练，还要制造抗体。

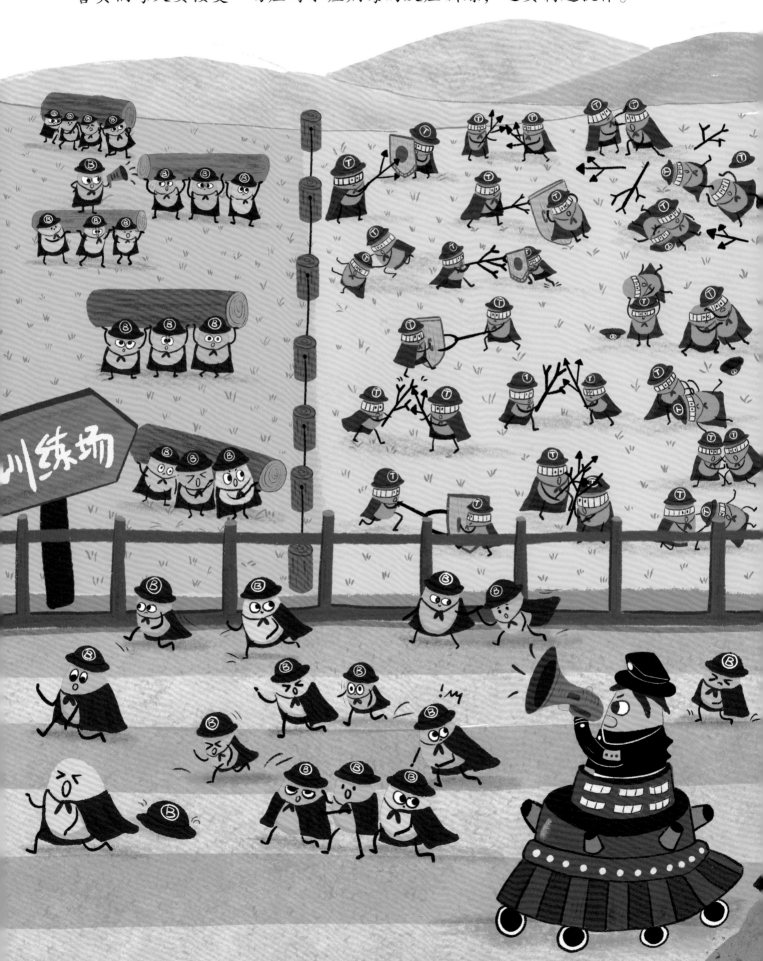

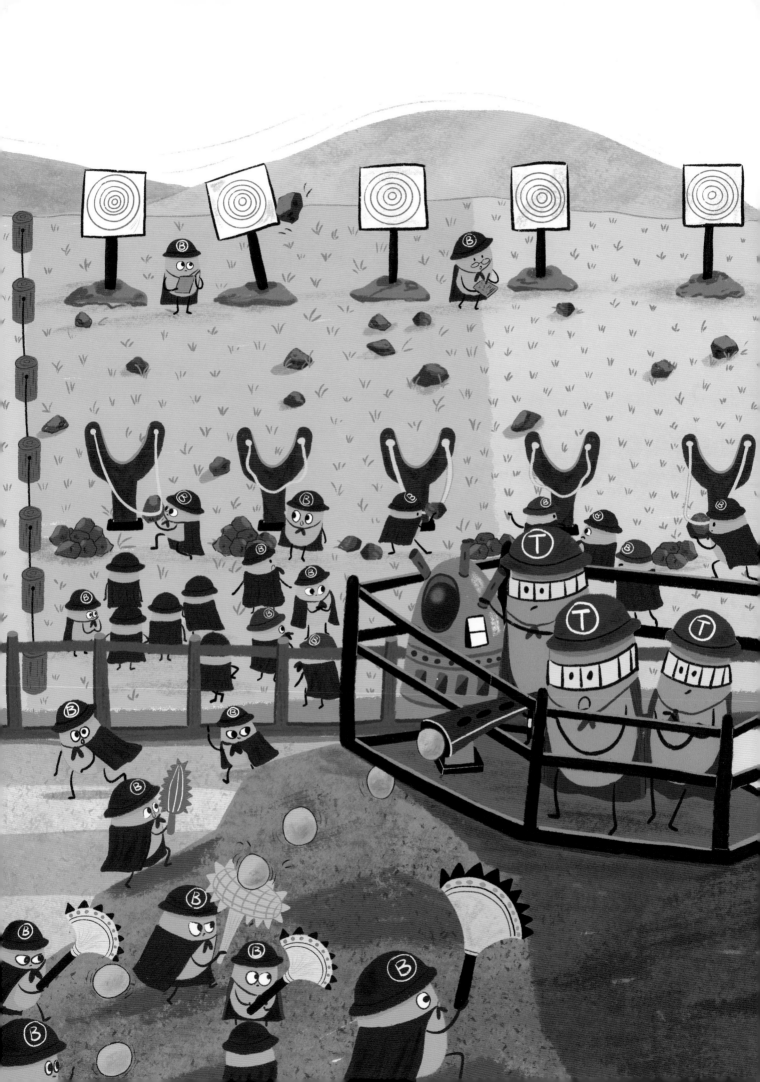

"咻！"熟悉的声音又来了，一艘飞船出现在天空中。

可没等它着陆，地面上的警卫们已经举起武器，就等着这帮病毒落网了。

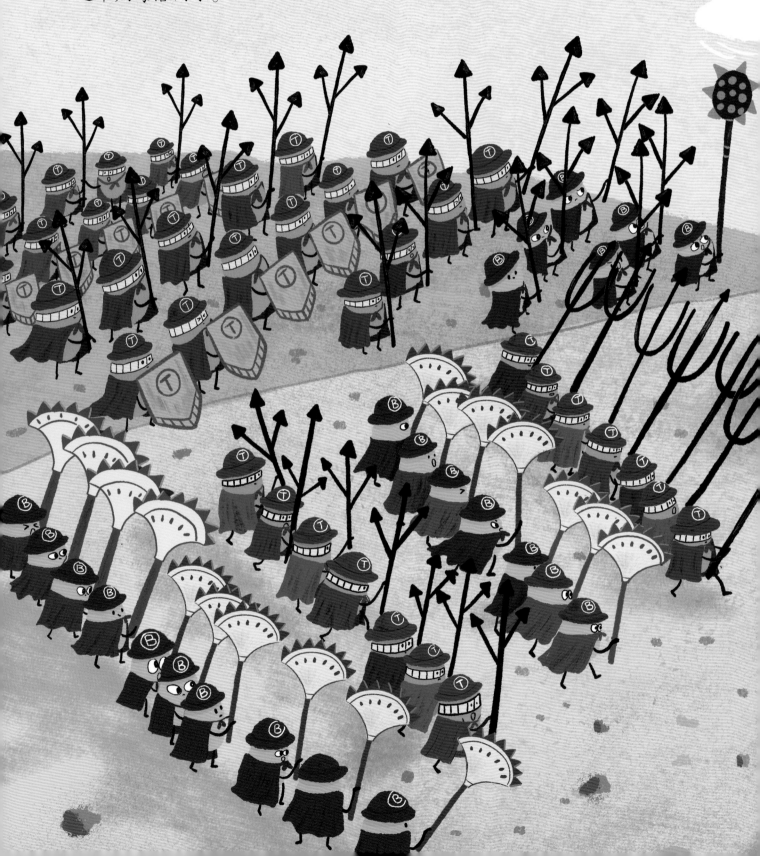

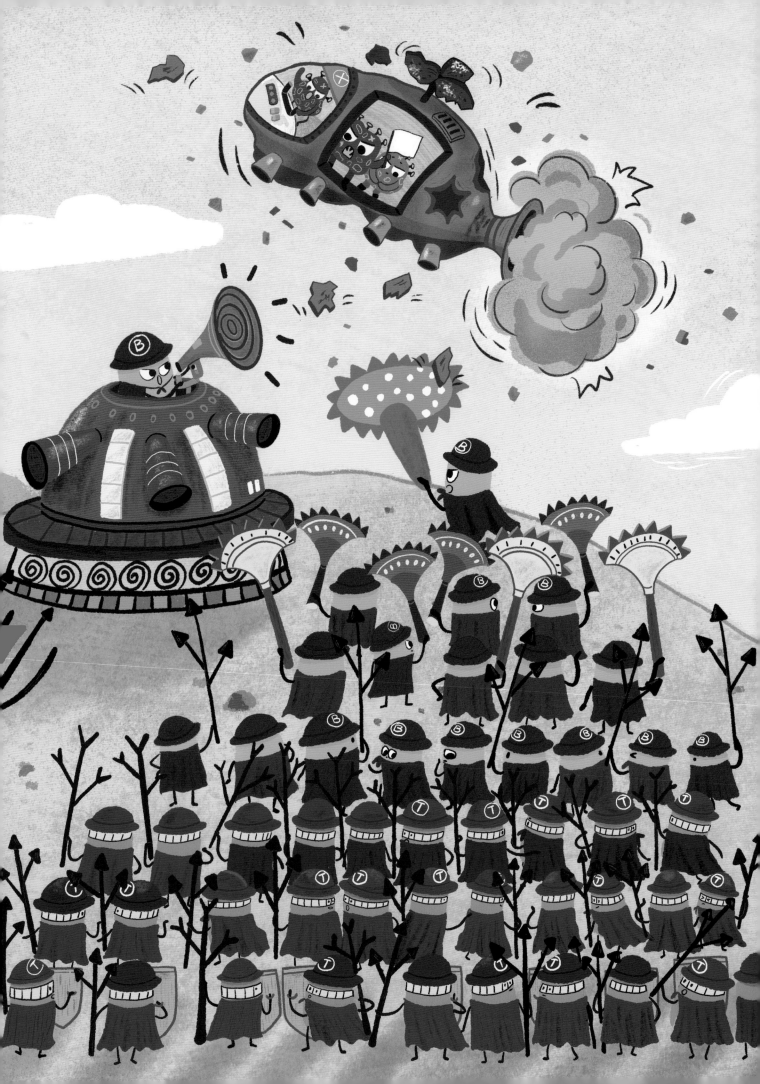

它们是谁?

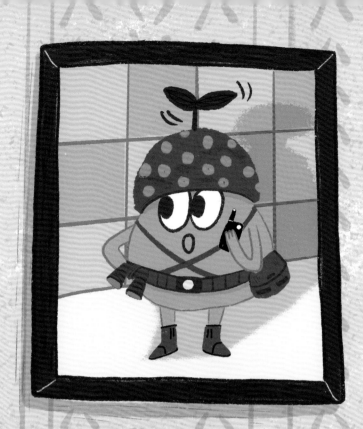

姓名：**巨噬细胞**

外号：哨兵

技能：吞噬、消化病菌

杀伤力：★★★★

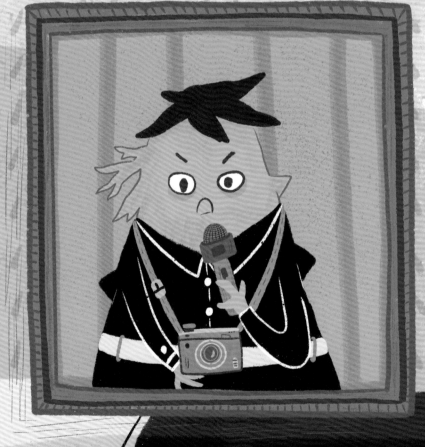

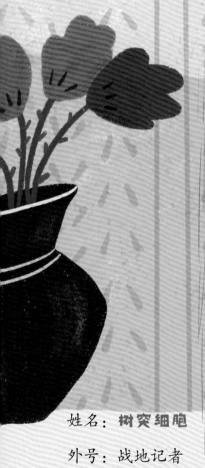

姓名：**树突细胞**

外号：战地记者

技能：记录信息，传播情报

杀伤力：★★

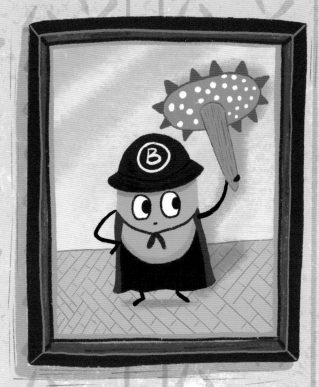

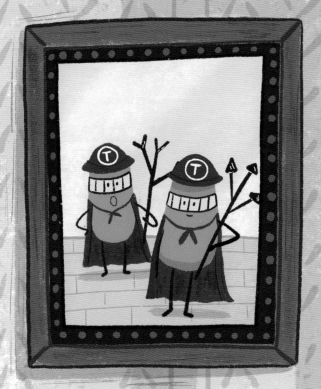

姓名：**B 细胞**

外号：武器制造者

技能：产生各类抗体，抵御外来侵害

杀伤力：★★★★☆

姓名：**T 细胞**

外号：斗士

技能：抵御各类感染，防止肿瘤形成

杀伤力：★★★★☆

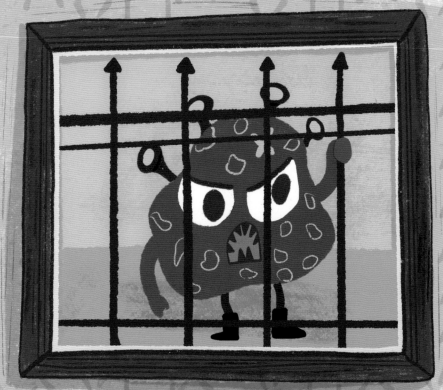

姓名：**水痘病毒**

外号：破坏大王

技能：传染力强，

　　　善于引起人体强烈不适

杀伤力：★★★★★

我们为什么要打疫苗？

接种疫苗是一种预防疾病的方式，能让我们的身体降低得病风险。

我是疫苗

我是病毒

为什么打了疫苗，就能不生病？

疫苗是经过减毒或人工灭活的一种病毒，它通过模仿感染，来帮助我们增加免疫力。这种"感染"，会让我们体内产生抗体，从而预防下一次感染。

疫苗导致的"感染"，会不会让我们生病呢？

疫苗带来的"感染"，并不会让我们生病，通常只会引起非常轻微的症状，也可能没有任何症状。

打过疫苗就一定不会生这种病了吗？

不是的。任何一种疫苗接种后，都不能保证100%产生抗体，总有少数人会因为个体差异，接种疫苗后仍然会染病。

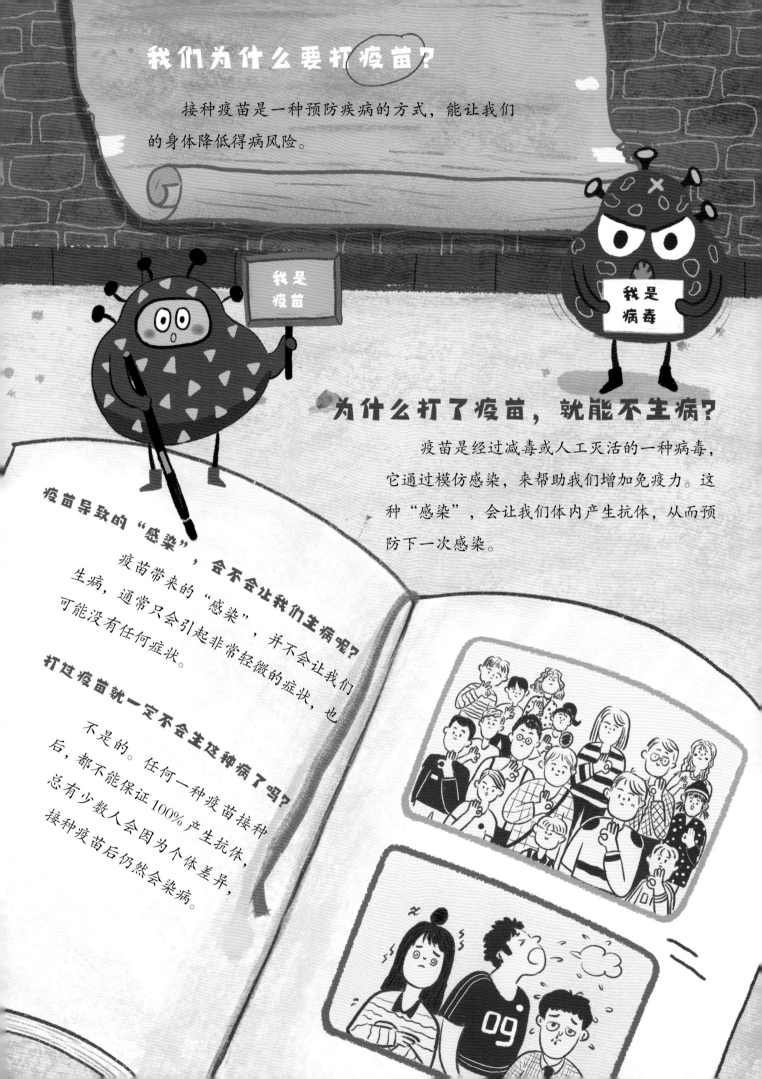

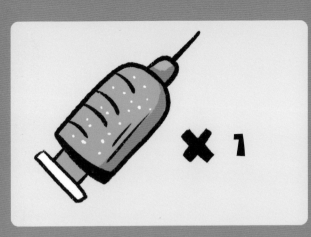

疫苗打一次就够了吗？

疫苗不全是打一次就够了。有些疫苗只需要打一针，有些疫苗需要打好几针，有些疫苗甚至每年都要打。

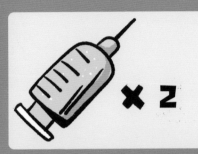

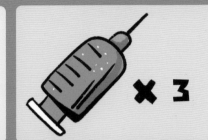

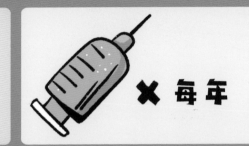

什么疫苗需要年年打呢？

流感疫苗就是一种年年都要打的疫苗。这是因为流感病毒变异非常快，每年引起流感的病毒都不相同。

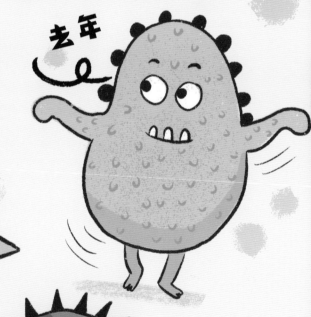
去年

流感病毒

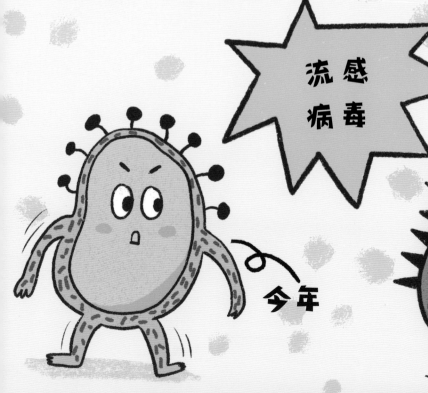
今年

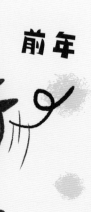
前年

疫苗最开始是
怎么被发现的？

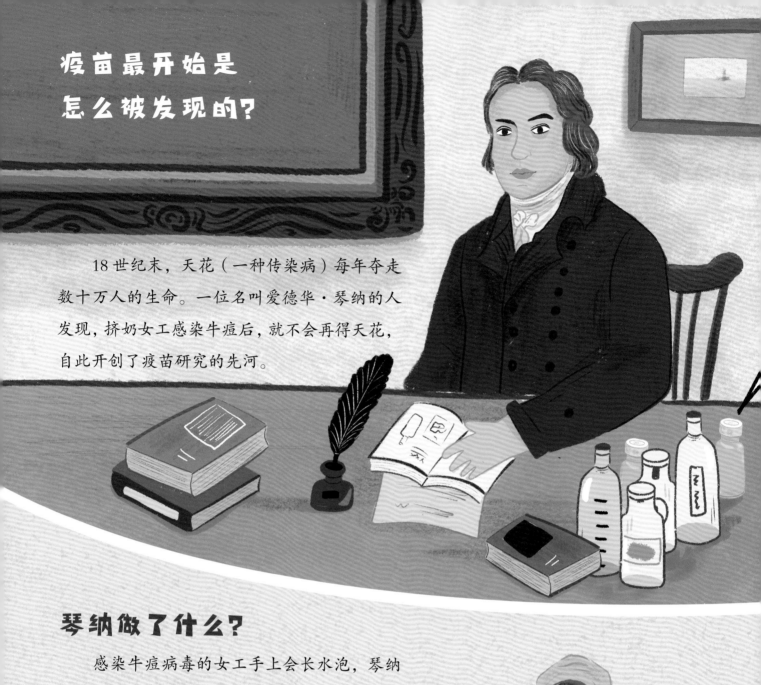

18 世纪末，天花（一种传染病）每年夺走数十万人的生命。一位名叫爱德华·琴纳的人发现，挤奶女工感染牛痘后，就不会再得天花，自此开创了疫苗研究的先河。

琴纳做了什么？

感染牛痘病毒的女工手上会长水泡，琴纳用针刺破水泡，取了点牛痘的脓汁，将其接种到正常人身上，观察是否能预防天花。

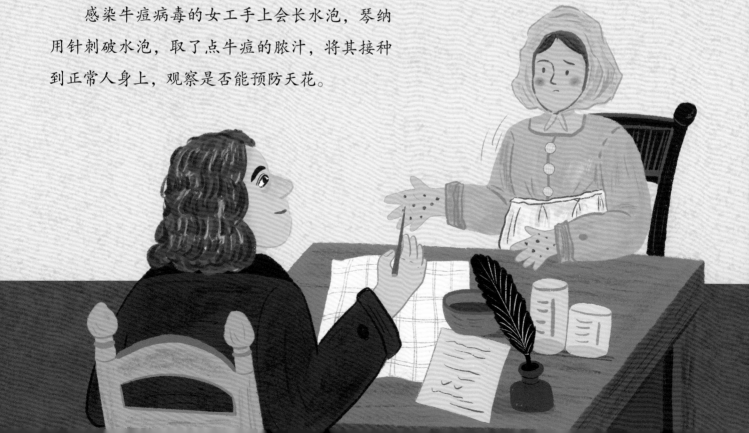

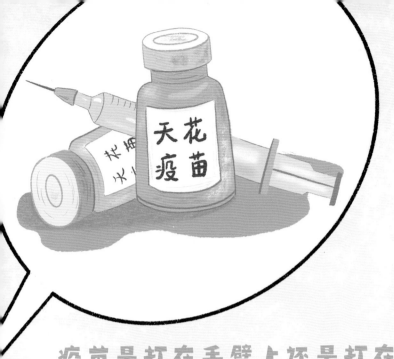

琴纳的这种做法有效果吗？

有，他的实验得到了很好的效果。从那时候起，人类发明了天花疫苗。

我们还会感染天花吗？

天花是第一种被人类完全消灭的传染病，所以我们正常情况下不会再感染天花了。

疫苗是打在手臂上还是打在屁股上？

有打在手臂上的疫苗，也有打在屁股上的疫苗，但大多数的疫苗是打在手臂上的。

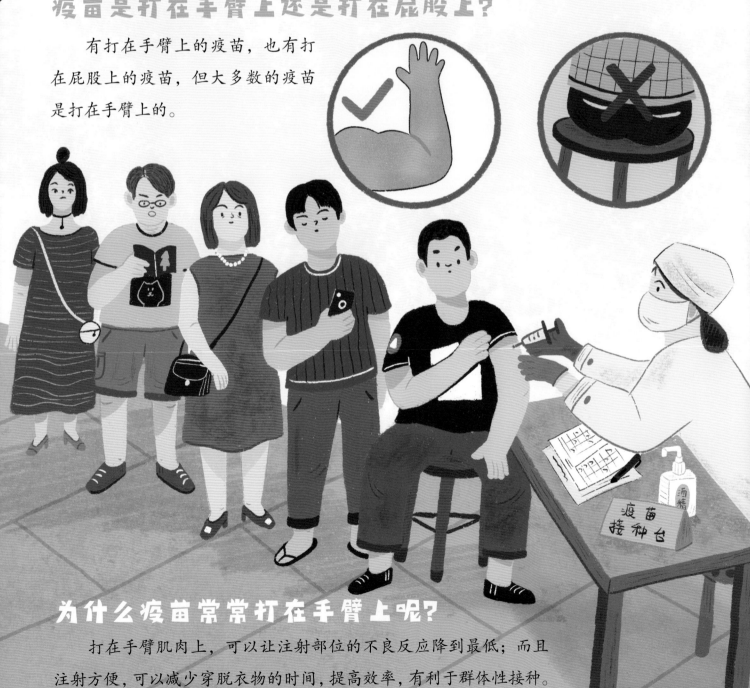

为什么疫苗常常打在手臂上呢？

打在手臂肌肉上，可以让注射部位的不良反应降到最低；而且注射方便，可以减少穿脱衣物的时间，提高效率，有利于群体性接种。

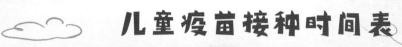

3~6 岁小朋友需要打哪些疫苗？

儿童疫苗接种时间表

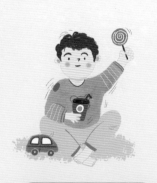

3 岁

● A 群流脑苗（加强）

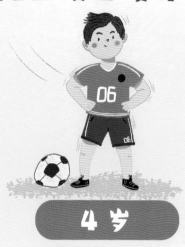

4 岁

● 脊髓灰质炎疫苗（加强）

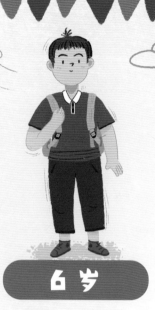

6 岁

● 乙脑疫苗（第四次）

● A 群流脑苗（加强）

● 白破二联疫苗（加强）

● 麻疹疫苗（第三次）

● 麻风腮疫苗（加强）

小朋友可以接种新冠疫苗吗？

国家已经批准新冠疫苗紧急使用的年龄范围扩大到 3 岁及以上，只要满 3 周岁就可以接种。

有没有不需要打针的疫苗？

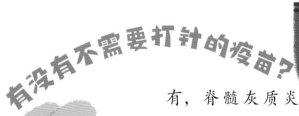

有，脊髓灰质炎疫苗就是糖丸疫苗——一种可以吃的疫苗。

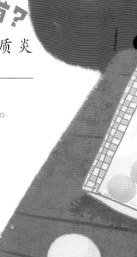

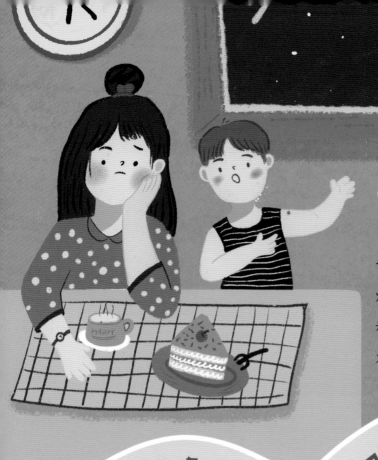

打完疫苗以后会不舒服吗？

打针的地方可能会有轻微的酸痛，或者有一些疲劳的感觉，有些小朋友可能会短暂地发烧，这些都不会很严重或者持续很久。每次接种疫苗后，小朋友可在医院留观 30 分钟，如有不适可寻求医务人员的帮助。

不打疫苗真的会生很多病吗？

是的。我们一生下来就开始和各种致病细菌、病毒亲密接触，但是我们的眼睛无法察觉它们。疫苗的出现，阻断了很多传染病的传播。

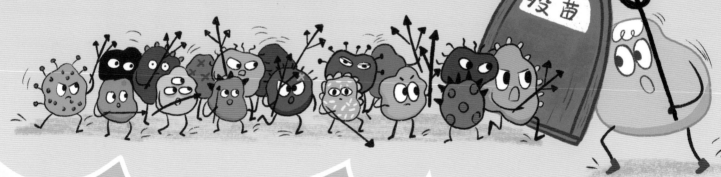

打完疫苗需要注意什么吗？

如果出现一些轻微的反应，不要着急，但是如果出现高烧不退、恶心呕吐等非常严重的症状，需要及时去医院就诊，不要耽误。

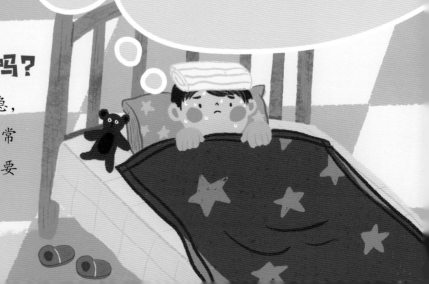

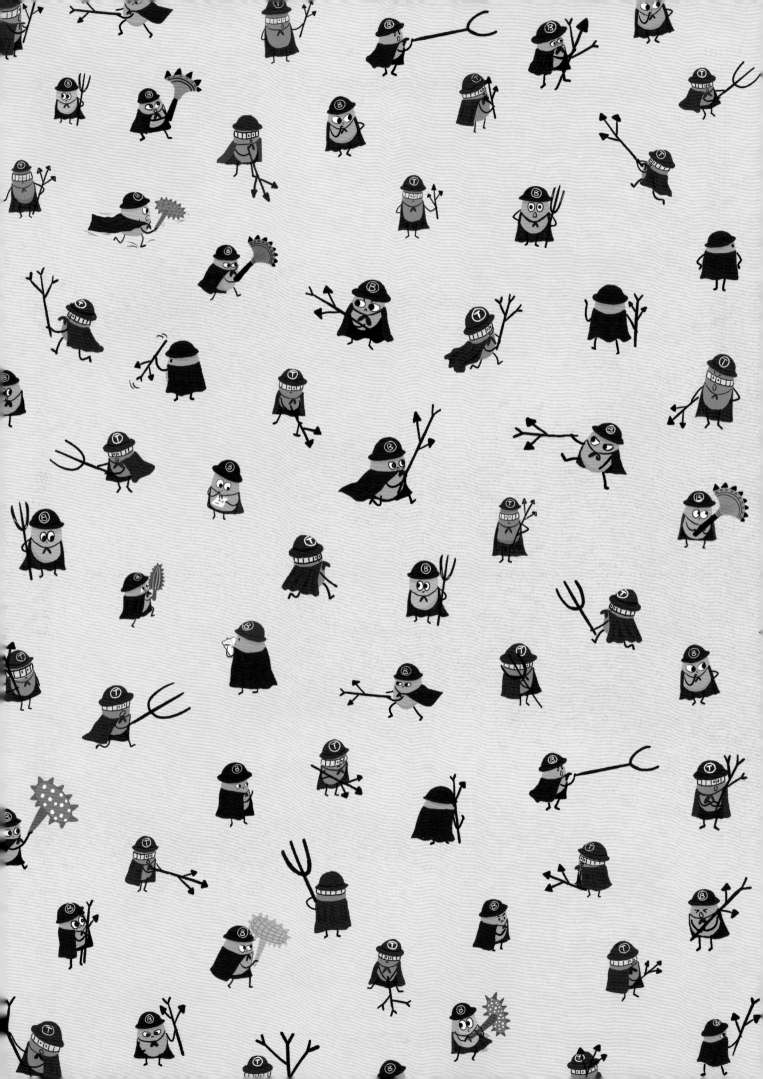

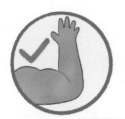
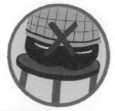

为什么疫苗常常打在手臂上呢？

疫苗是打在手臂上还是打在屁股上？

有没有不需要打针的疫苗？

症状

有酸痛、疲劳、发烧等症状，但都是短暂的；也有可能没有任何症状

原因

疫苗模仿病原体引起体内免疫系统的反抗

B 细胞

产生抗体

防御外来入侵

T 细胞

抵御感染

树突细胞

记录信息，传播情报

2. 水痘疫苗引发轻微反应

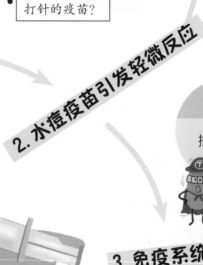

疫苗

3. 免疫系统的抗痘小分队集合

巨噬细胞

吞噬、消化病菌

4. 水痘疫苗被制服

抗体形成

没有一种疫苗的保护率是100%

针对某种特异性病原体的蛋白质

原理

体内的免疫系统会形成相应的抗体，抵御疫苗所对应的传染病

5. 抗痘小分队训练

免疫力提高

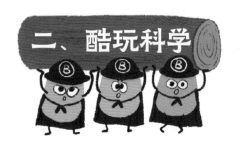

1. 我的疫苗接种表

查一查你的《预防接种证》，看看自己都打过
什么疫苗，你是不是非常勇敢，都没有哭呢？

疫苗名称	时间	地点	用途	反应	表现	
水痘疫苗	2022.10.21	XX 医院	预防水痘	没有红肿	😊	😫
					😊	😫
					😊	😫
					😊	😫
					😊	😫
					😊	😫
					😊	😫
					😊	😫
					😊	😫
					😊	😫
					😊	😫

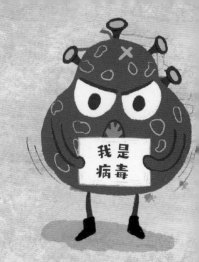

2. 小·小·侦探

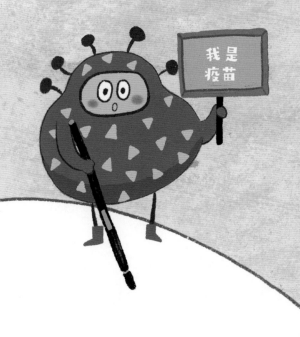

现在我们知道了水痘疫苗是通过模仿水痘病毒，才引发人体免疫系统的防御。水痘疫苗和水痘病毒长得很像，但又有不一样的地方，画出不同的地方。

3. 细胞连连看

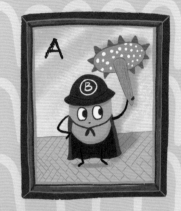

1

我是一个胖小伙，
整天乐呵胃口好。
邪恶病菌到处找，
啊呜一口就吞掉。

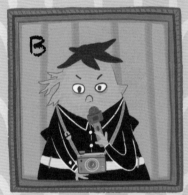

2

千万不要小看我，
我是小小好帮手。
不管病毒有多少，
武器制造交给我。

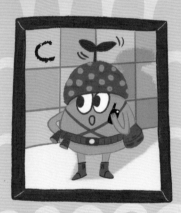

3

天天舞刀弄剑，
穿梭各个街道。
发现敌人入侵，
立马除根斩草。

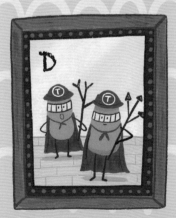

4

我是情报小能手，
永远冲在第一线。
上传下达我在行，
新鲜资讯不用愁。

[答案：1C、2A、3D、4B]

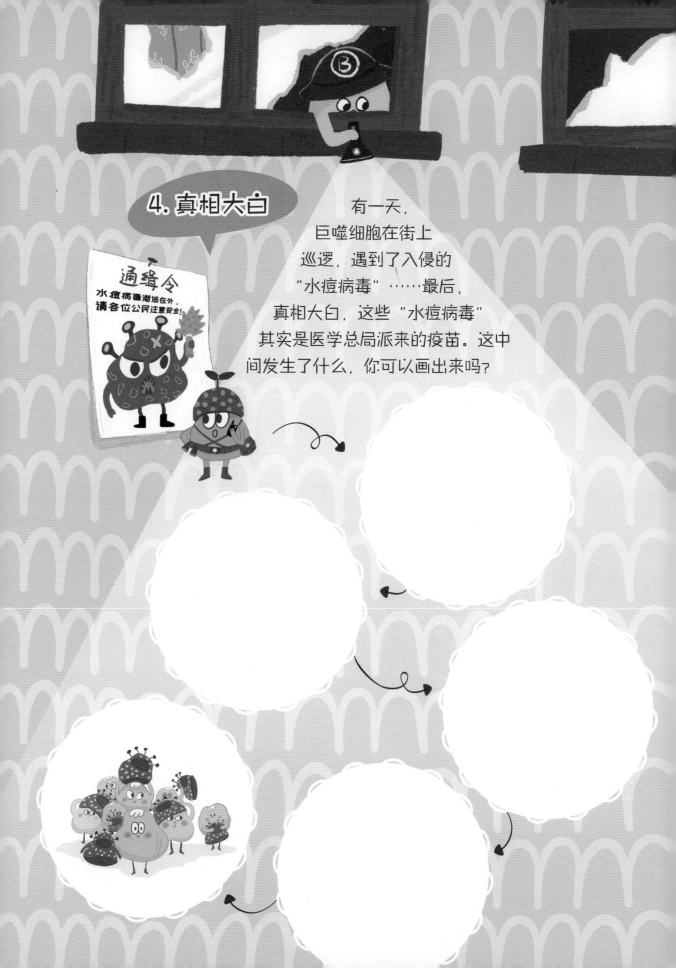

4. 真相大白

有一天，巨噬细胞在街上巡逻，遇到了入侵的"水痘病毒"……最后，真相大白，这些"水痘病毒"其实是医学总局派来的疫苗。这中间发生了什么，你可以画出来吗？

通缉令

水痘病毒潜逃在外，
请各位公民注意安全！

三、阅读探究

1. 人体王国里最近有人失踪吗？
2. 书中的水痘疫苗和真正的水痘病毒有哪些不一样的地方？
3. 最后真正的水痘病毒来了，你猜猜之后会发生什么？

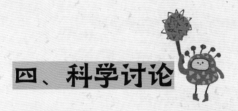

四、科学讨论

1. 人体王国内居住着大量的细胞市民，此时此刻它们都在干什么呢？
2. 说一说，接种疫苗后，人体王国内会发生什么？
3. 注射疫苗后，身体可能会出现轻微反应，那我们还要不要接种疫苗？

五、科学写作

想象一下，水痘疫苗被押送到警局后，树突细胞警长是如何审讯它们的，水痘疫苗又是如何回答的。

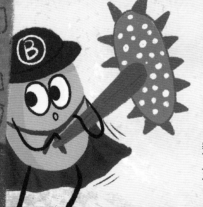

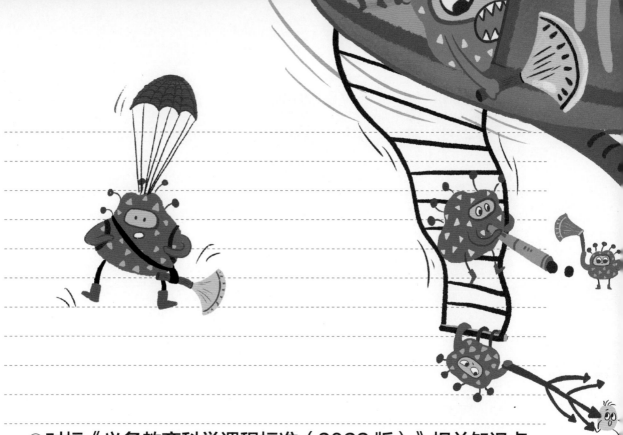

◎对标《义务教育科学课程标准（2022版）》相关知识点

学科核心概念及学习内容	
核心概念	学习内容
5. 生命系统的构成层次	5.1 生物具有区别于非生物的特征 5.2 地球上存在动物、植物、微生物等不同类型的生物 5.3 细胞是生物体结构与生命活动的基本单位 5.4 生物体具有一定的结构层次 5.5 人体由多个系统组成 5.6 生态系统由生物与非生物环境共同组成

学段	学习内容	内容要求
五至六年级	5.2 地球上存在动物、植物、微生物等不同类型的生物	①列举生活中常见的微生物（如酵母菌、霉菌、病毒），举例说出感冒、痢疾等疾病是由微生物引起的。
七至九年级		③列举病毒、细菌和真菌的主要特点，举例说明它们与人类生活的关系。

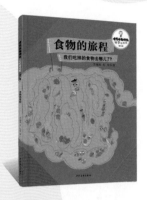

《食物的旅程——我们吃掉的食物去哪儿了？》

竺映波 文　咕 咚 图

　　一大早，苹果国的纤维妈妈告诉小纤维今天整个苹果国要搬家啦。小纤维怀着激动的心情，和脂肪、蛋白质、淀粉小伙伴一起踏上了人体王国。它们走过了口腔，去往了胃，探索了小肠，逛遍了大肠……走着走着，小伙伴们纷纷找到了自己的新家，可小纤维迟迟没有找到自己的新家。它的新家会在哪里呢？

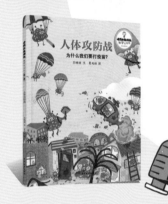

《人体攻防战——为什么我们要打疫苗？》

竺映波 文　翟苑祯 图

　　"轰隆——轰隆——""水痘病毒"入侵人体王国啦！它们一个个张牙舞爪，在人体王国肆意破坏。警局接到报案后，立刻召集了巨噬细胞、T 细胞和 B 细胞组成"抗痘小分队"前去镇压。经过一番激烈的交战，这群"水痘病毒"最终被拿下，它们全都被带到警局关押了起来。在审讯室里，它们说出了一个惊人的秘密……

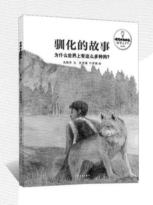

《驯化的故事——为什么世界上有这么多种狗？》

沈梅华 文　李茂渊 叶梦雅 图

　　一万年前，一窝失去父母的小狼，遇到了一个人类男孩。男孩把小狼们带回人类部落，照料它们，陪伴它们。有的小狼更具野性，选择重返野外；有的小狼和人类更亲密，选择留在人类身边。留下的小狼和人类一起打猎，一起抵御猛兽，还生下了后代。现在，这些进入人类社会的狼的后代依然陪伴在我们身边，还有了新的名字——狗。

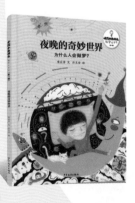

《夜晚的奇妙世界——为什么人会做梦？》

袁应萍 文　许玉安 图

　　科学家、艺术家喜爱做梦，因为梦是灵感的来源。我们每个人都喜爱做梦，因为做了美梦会得到一段奇妙的旅程，做了噩梦会觉得庆幸！为什么每天晚上你明明做了 4~6 个梦，却只记得 1 个？为什么明明做了彩色的梦，却以为自己的梦是黑白的？这本书将带你探索梦的奥秘，以及脑科学的奥秘。